Previniendo

Sangre

Presión

Picos

Dra. Sheila Harrison

Descargo de responsabilidad

Este contenido sirve para proporcionar información general sobre la enfermedad y tiene como objetivo capacitarlo para buscar asistencia médica inmediata si es necesario para prevenir complicaciones. Es fundamental recalcar que esta información no sustituye la consulta a un médico calificado. El campo de la ciencia médica evoluciona continuamente y, debido a la naturaleza dinámica del conocimiento médico, recomendamos buscar asesoramiento de expertos si encuentra alguna inconsistencia o tiene la intención de tomar medidas basadas en la información de este contenido. Nunca ignore la orientación médica profesional ni retrase el tratamiento basándose en algo que haya leído en línea, incluido este material, o de cualquier otra fuente en línea. Recuerda siempre que Internet no puede curarte; más bien, la curación se produce a través de la guía de profesionales médicos y la providencia de Dios.

Tabla de contenidos

Sección 1

Hipertensión

Una posible causa de un aumento inesperado en la presión arterial son las decisiones sobre el estilo de vida. Este estudio explicará las causas de la hipertensión lábil (presión arterial alta desencadenada repentina).

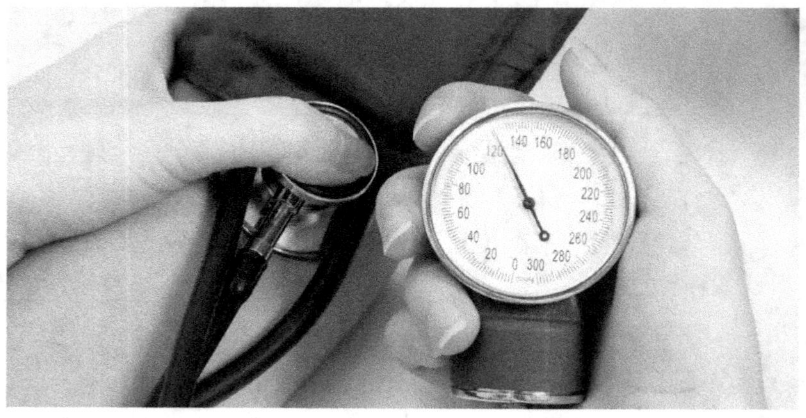

En pocas palabras, la presión arterial alta o hipertensión es una lectura de presión arterial elevada que es más alta de lo habitual. La hipertensión también se conoce como presión arterial alta, cuando la sangre del cuerpo se bombea a una presión más alta de lo normal durante un período prolongado. A lo largo del día, nuestra presión arterial varía en respuesta a nuestras actividades habituales. Sin embargo, la presión arterial elevada puede indicar una condición incómoda porque la presión arterial alta no controlada aumenta el riesgo de diversas enfermedades, incluidos ataques cardíacos y accidentes cerebrovasculares.

Cuando la presión arterial, o la fuerza que la sangre ejerce sobre las paredes de los vasos sanguíneos, es excesivamente alta durante un período prolongado y representa un riesgo para la salud, se denomina presión arterial alta.

El volumen de sangre que bombea su corazón y la resistencia que encuentra su sangre mientras pasa a través de sus vasos sanguíneos se combinan para formar su presión arterial (PA). Su presión arterial aumentará en proporción al volumen de sangre que bombea su corazón y cuanto más estrechas sean sus arterias.

La presión arterial sistólica y diastólica son las dos cifras que normalmente se utilizan para caracterizar la presión arterial.

> La presión sistólica mide la presión en las arterias cuando el corazón bombea sangre,
> mientras que la presión diastólica mide la presión en las arterias entre los latidos del corazón.

La presión arterial en una persona sana suele oscilar entre 120/80 mmHg (milímetros de mercurio, la unidad de medida de la presión).

En otras palabras, su presión arterial no debe exceder los 80 mmHg para su lectura diastólica y los 120 mmHg para su lectura sistólica. (No se preocupe si las estadísticas no son claras; este estudio le enseñará cómo leer la presión más adelante).

Una medición de presión arterial de 140/90 mmHg o 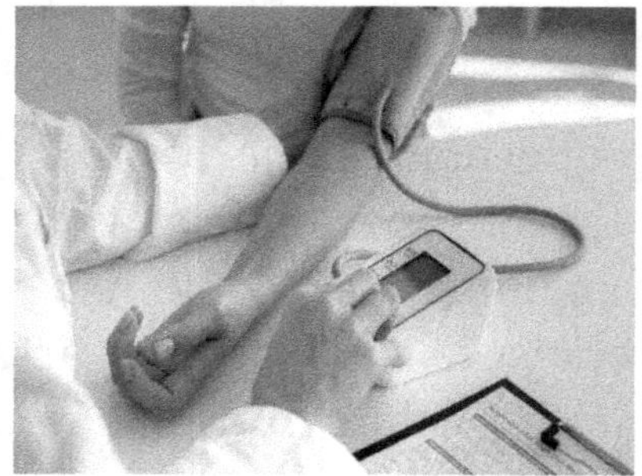 más es un signo seguro de presión arterial alta.

La tasa de presión arterial normal se lee como "120/80 mm Hg": presión arterial sistólica de 120 mm Hg; y presión arterial diastólica de 80 mm Hg.

La probabilidad de desarrollar presión arterial alta aumenta con la edad, y los hombres tienen tres veces más probabilidades de sufrirla que las mujeres. Sin embargo, si los adultos no cuidan adecuadamente su salud general, aún corren el peligro de desarrollar hipertensión.

La mayoría de las personas con presión arterial alta, incluso cuando su presión arterial es peligrosamente alta, no presentan ningún síntoma. Los dolores de cabeza, la disnea o incluso las hemorragias nasales no son exclusivos de la hipertensión, pero pueden ocurrir en algunas personas. Como resultado, controlar su presión arterial se vuelve más crucial a medida que envejece. Puedes hacer esto en casa de diferentes maneras.

Síntomas de la presión arterial alta

Las personas con presión arterial alta pueden experimentar:

> ➤ dolores de cabeza

> ➤ Dificultad para respirar

> ➤ hemorragias nasales

> ➤ Mareo

Incluso en los casos en que la hipertensión es grave, la mayoría de las personas no experimentan ningún síntoma. Incluso los síntomas enumerados anteriormente son comunes a diversos problemas médicos y no son exclusivos de la presión arterial alta. Debido a esto, puede resultar difícil identificar la presión arterial excesiva sin un examen médico.

Con frecuencia, problemas como un ataque cardíaco o un derrame cerebral no revelan una presión arterial excesiva hasta que es demasiado tarde.

Riesgos de la presión arterial alta

Considere una situación en la que una tubería de agua se ve obligada a transportar más agua de la que fue diseñada. Suena peligroso, ¿no? Sin embargo, cuando tienes presión arterial alta, tus vasos sanguíneos precisamente están pasando por eso.

Naturalmente, existen preocupaciones asociadas con la presión arterial alta que usted debe tener en cuenta.

Si no se trata, la hipertensión puede tener las siguientes consecuencias:

> ➤ Enfermedad coronaria

> ➤ Insuficiencia cardiaca

> ➤ Ataque

> ➤ Enfermedad de las arterias periféricas o estrechamiento de los vasos sanguíneos de las extremidades

> ➤ Insuficiencia renal

Sus riesgos de experimentar las complicaciones anteriores aumentan si:

> ➤ eres fumador

> ➤ Sufrir de diabetes

> ➤ Tener Colesterol alto en la sangre

> ➤ Tiene sobrepeso: IMC de 23 kg/m2 o superior.

Afortunadamente, existen estrategias para modificar tu estilo de vida y tomar medidas proactivas para disminuir la probabilidad de desarrollar presión arterial alta o, en el caso de que ya la tengas, controlarla. En Homenaje hemos reunido algunas reglas y consejos simples que puede comenzar a utilizar para controlar su hipertensión.

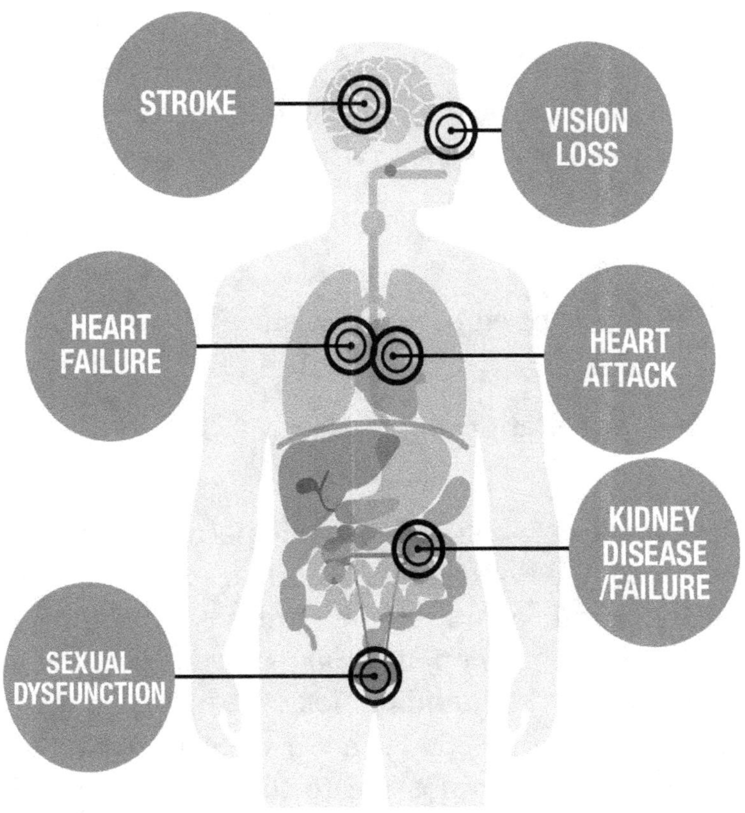

Complicaciones de la hipertensión no tratada (presión arterial alta)

Si no se trata, la hipertensión puede causar daños duraderos a su cuerpo. El aumento de presión sobre las paredes de nuestras arterias causado por la hipertensión puede causar daños irreparables a nuestros vasos sanguíneos y órganos. Las complicaciones que surgen pueden incluir:

- Enfermedad/insuficiencia cardíaca
- Insuficiencia renal
- Dificultades con el embarazo.
- Ataque
- Cambios en tu metabolismo
- Aneurisma
- Dificultades cognitivas

Controlar su presión arterial le permite saber cuánto y con qué frecuencia cambia. Sus médicos le aconsejaron a qué debe prestar atención, como lecturas de presión arterial que superen de forma regular o repetida los 140/90 mm Hg. Ocasionalmente, puedes notar que tu presión arterial aumenta a intervalos aleatorios, incluso cuando no estás comiendo ni haciendo ejercicio específicamente.

Este tipo de hipertensión se llama lábil o "que se modifica fácilmente".

Cuando su presión arterial salta repentinamente de niveles normales a niveles extremadamente altos, se conoce como hipertensión lábil. Suele ocurrir cuando usted o un ser querido se encuentra en una circunstancia difícil. Al principio, puede parecer inusual, pero podría ser una indicación de que podría haber razones más profundas para ello. El problema de la hipertensión lábil es que aparece y desaparece por sí sola; no existe un nivel mínimo de presión arterial ni un número mínimo de picos que deban ocurrir.

Diagnosticar con precisión la verdadera causa del problema es un desafío. ¿Es esto simplemente una anomalía? ¿Está realmente indicada la hipertensión? Un diagnóstico falso puede tener un profundo impacto en su forma de vida.

Sección 2

Causas de los picos repentinos de presión arterial

Podemos experimentar subidas repentinas de nuestra presión arterial en cualquier momento. A veces es provocado por nuestras emociones o por algo que hemos comido. Comprender qué desencadena los picos de presión arterial puede ayudarnos a estar atentos y alertar a los profesionales médicos sobre estos desencadenantes, o podemos identificar los desencadenantes mismos y controlarlos si es posible.

Todo lo que necesita saber sobre estos desencadenantes se proporciona aquí.

☑ Cafeína

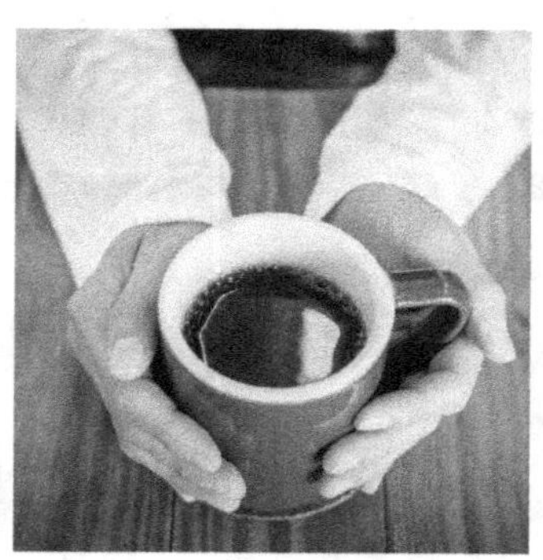

Los estudios han revelado que el café puede elevar momentáneamente la presión arterial. Aunque se desconoce la causa precisa, los médicos suponen que podría estar inhibiendo las hormonas que mantienen abiertas las arterias, facilitando el flujo sanguíneo. Según ciertas teorías, libera adrenalina. Los efectos de la cafeína en el cuerpo suelen ser transitorios y a veces duran varias horas. Además, podría tener un mayor efecto en quienes no beben cafeína habitualmente. Controlar su consumo de café puede ayudar con esto, pero un control no estaría de más si aumenta con frecuencia o de manera irregular.

☑ Estrés y ansiedad

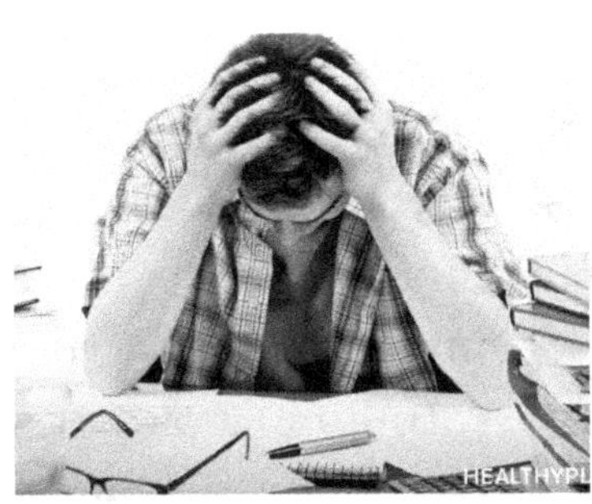

Se sabe que los picos de presión arterial son causados por estrés emocional y ansiedad. Cuando está bajo estrés, su cuerpo puede liberar sustancias químicas del estrés como cortisol y adrenalina, que hacen que su corazón lata más rápido y sus vasos sanguíneos se contraigan, elevando su presión arterial.

En ocasiones, buscar atención médica puede provocar diversos grados de preocupación o ansiedad. Cuando vas al médico, es posible que te sientas incómodo porque no sabes qué te dirá el médico, pero en casa tu presión arterial normalmente es normal. Esto podría causar un aumento repentino en su presión arterial. El término "síndrome de bata blanca" se utiliza frecuentemente para describir esto.

También debes cuidar tu bienestar mental y emocional porque la ansiedad y el estrés crónico no tratados pueden tener efectos negativos a largo plazo en tu salud física. Permanecer estable mental y emocionalmente se puede lograr mediante prácticas de atención plena, asesoramiento y meditación; Las investigaciones han demostrado que estos métodos reducen significativamente el estrés y la ansiedad.

☑ De fumar

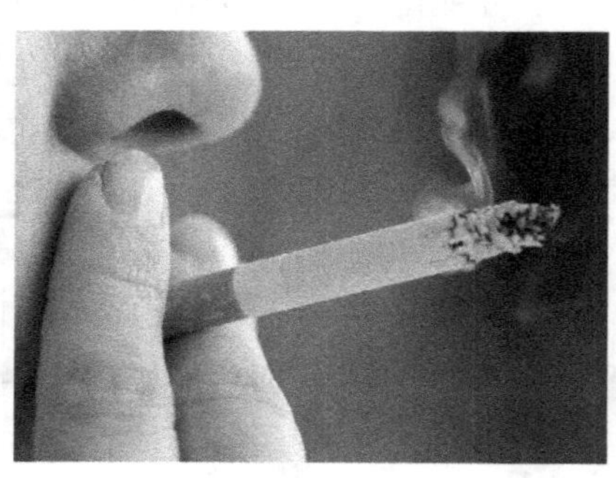

Fumar pone en grave riesgo su salud y la de sus seres queridos. Fumar puede elevar la presión arterial porque estimula el sistema nervioso simpático (SNS). Su pulso y presión arterial aumentan como resultado de esta reacción hormonal. Esto puede provocar daños permanentes en las paredes arteriales, lo que aumenta la probabilidad de desarrollar una serie de problemas de salud. Los aumentos de la presión arterial también pueden deberse a la exposición al tabaquismo pasivo.

Sobre todo, fumar en exceso aumenta el riesgo de sufrir aterosclerosis o acumulación de placa en las arterias sanguíneas. Esta limitación del flujo sanguíneo puede provocar un coágulo de sangre.

Se necesita más investigación para determinar el impacto del tabaquismo en el cuerpo en relación con el aumento de la presión arterial y la hipertensión.

Por el bien de su salud, se recomienda dejar de fumar.

☑ Complicaciones de la tiroides

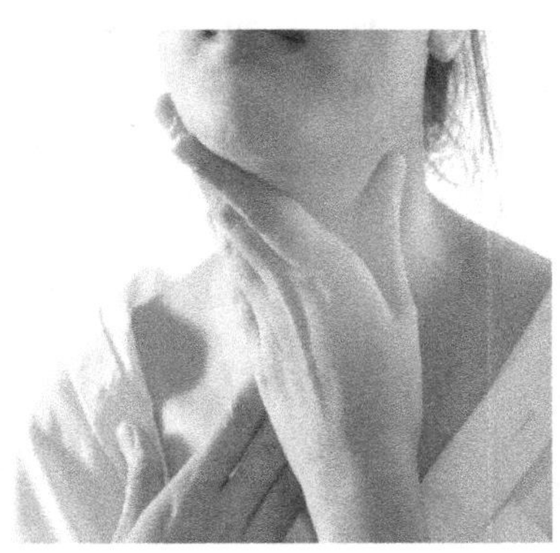

La glándula tiroides, que produce la hormona tiroidea, está situada en la base de la garganta. Su principal objetivo es controlar la presión arterial para garantizar que el corazón funcione correctamente. Muchos problemas pueden surgir por un exceso o deficiencia de esta hormona.

El hipotiroidismo puede resultar de niveles hormonales bajos. Como resultado, el corazón puede debilitarse y las arterias pueden volverse más rígidas, lo que reduciría la eficacia del flujo sanguíneo por todo el cuerpo. Por el contrario, un exceso puede provocar hipertiroidismo, lo que hace que el corazón trabaje mucho más y también puede elevar la presión arterial a niveles peligrosos.

La intervención médica y las prácticas de estilo de vida saludables, como el ejercicio regular y dejar de fumar, pueden ayudar a controlar los problemas de tiroides.

☑ **Medicamentos y Suplementos**

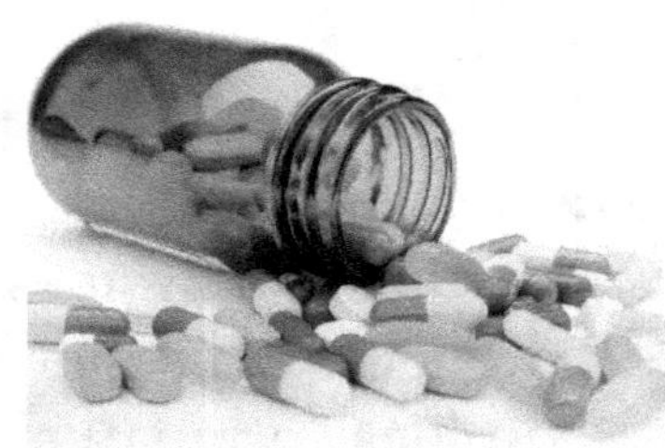

Varios tipos de medicamentos recetados y de venta libre, así como suplementos, pueden interactuar con el cuerpo o entre sí y elevar la presión arterial. Estos podrían consistir en:

- ➤ Medicamentos antiinflamatorios no esteroides (AINE)
- ➤ esteroides orales
- ➤ Medicamentos para la alergia
- ➤ Ciertos antidepresivos
- ➤ Pastillas anticonceptivas
- ➤ Ciertos suplementos a base de hierbas

Normalmente, después de que el medicamento sale del cuerpo, su presión arterial volverá a la normalidad. Consulte a un médico inmediatamente si sus niveles se mantienen altos o si los aumentos repentinos continúan. Es recomendable obtener orientación sobre medicamentos específicos que podrían proporcionarse en caso de enfermedades o problemas de salud adicionales. Esto reducirá la probabilidad de aumentos no planificados de la presión arterial.

Consulte a su médico antes de comenzar cualquier régimen de suplementos si tiene intención de utilizarlos para una dolencia específica. Esto ayudará a garantizar que no experimente ningún efecto adverso, como aumento de la presión arterial.

☑ Uso/abuso de drogas

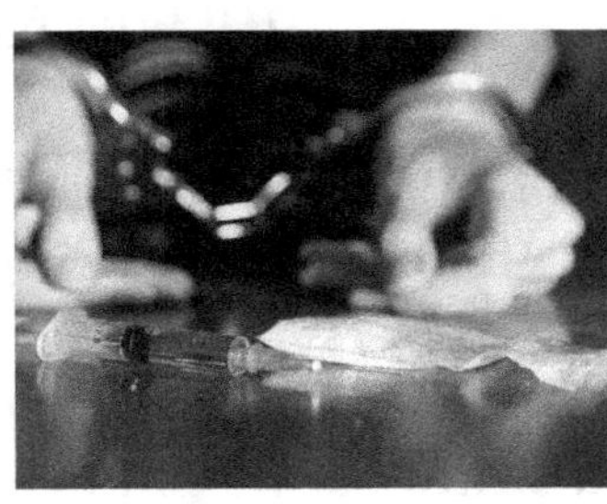

Aunque el consumo de drogas ilegales puede provocar un aumento de la presión arterial, también puede tener graves efectos negativos en la salud. Esto podría ser el resultado de una reacción de su cuerpo a algo que ha ingresado químicamente a su torrente sanguíneo o a su cuerpo. Su presión arterial también puede aumentar incluso después de dejar de usar el medicamento.

Investigaciones anteriores han demostrado que incluso cuando los efectos de las drogas desaparecen, las personas que consumen drogas únicamente de forma "recreativa" experimentan una variedad de impactos perjudiciales para la salud. Entre las complicaciones se encuentran el engrosamiento de las paredes del corazón y la rigidez de las arterias.

☑ **Condiciones de salud/complicaciones**

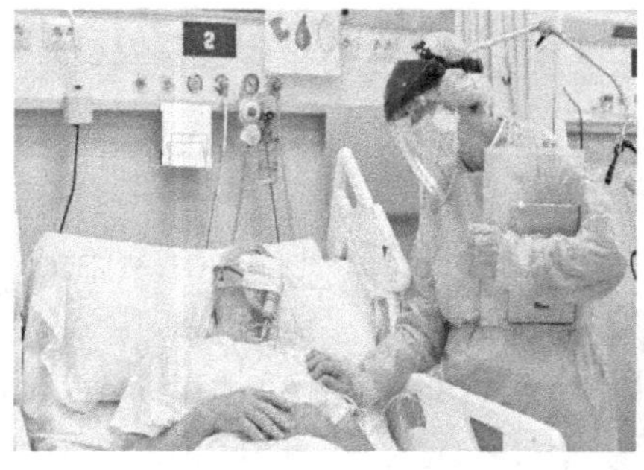

La presión arterial alta también puede ser causada por trastornos médicos preexistentes o diagnosticados recientemente. Un pronóstico de salud deteriorado generalmente tiene un impacto negativo en el funcionamiento de sus órganos, y uno de esos impactos es un aumento o disminución de la presión arterial. Por ejemplo, las enfermedades cardiovasculares dañan el corazón y las arterias sanguíneas, elevan la presión arterial y afectan el flujo sanguíneo en todo el cuerpo.

☑ **Hábitos dietéticos**

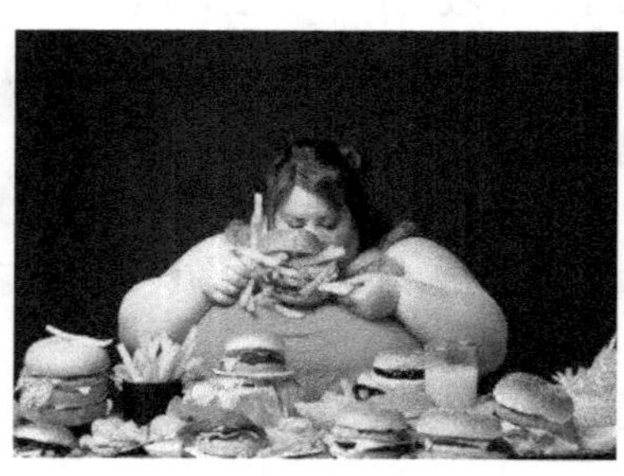

La falta de ciertos nutrientes o el exceso de alimentos no saludables pueden provocar picos de presión arterial. Unos hábitos alimentarios adecuados pueden evitar fácilmente que estos picos se produzcan con frecuencia (o que se produzcan) y también garantizar que usted tenga una dieta bien balanceada y nutritiva para mantenerse en buena salud.

Toma nota de estas recomendaciones para bajar tu presión arterial:

> **Reduzca su consumo de azúcar:** Incluso una pequeña taza de Coca-Cola puede provocar un 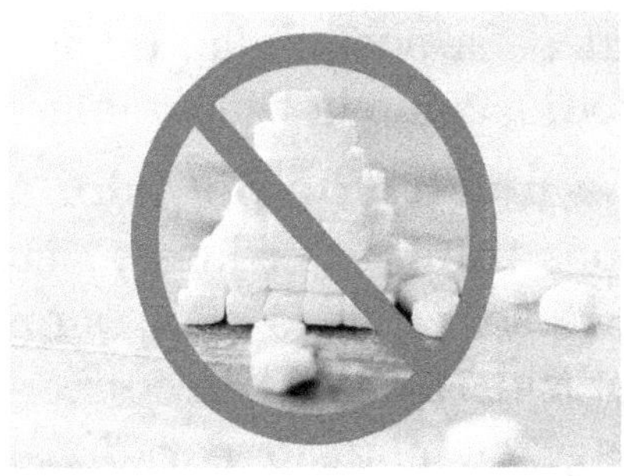 aumento notable de la presión arterial. Estos también pueden aumentar su consumo de sodio y causar problemas de peso si continúa consumiendo grandes cantidades de azúcar.

> **Reducir el consumo de tiramina:** Este es un tipo de aminoácido producido por el cuerpo y que se encuentra en algunos alimentos, como el queso, la carne procesada y los alimentos fermentados. Una ingesta elevada de tiramina puede provocar un aumento de la presión arterial.

> **Reducir los aceites y alimentos grasos:** Reduzca su consumo de grasas trans y saturadas, ya que pueden tener efectos nocivos en el cuerpo. Estos pueden aumentar los niveles de colesterol

nocivo (lipoproteínas de baja densidad o LDL) y causar aterosclerosis, entre otras complicaciones.

➢ **Reducir la ingesta de sodio:** La Asociación Estadounidense del Corazón (AHA) recomienda una ingesta diaria de menos de 2300 mg de sodio al día. Una ingesta alta de sodio, especialmente de alimentos procesados y de restaurantes, puede provocar un mayor riesgo de hipertensión arterial. Considere la posibilidad de adoptar una dieta baja en sodio, como la Dieta tablero.

➢ **Aumentar los niveles de potasio:** Asegúrese de consumir más frutas y verduras, lácteos bajos en grasa e incluso pescado para aumentar su ingesta de potasio. La AHA recomienda 4700 miligramos (mg) de potasio por día. Un buen equilibrio de potasio y sodio mantendrá sus niveles de presión arterial normales.

➢ **Disfrute de alternativas más saludables:** Hay muchas maneras de reemplazar las opciones de alimentos poco saludables por otras más saludables. Consulte a un dietista si necesita un punto de partida. También puedes encontrar muchas recetas saludables en línea que puedes probar tú mismo.

☑ Actividad física (o la falta de ella)

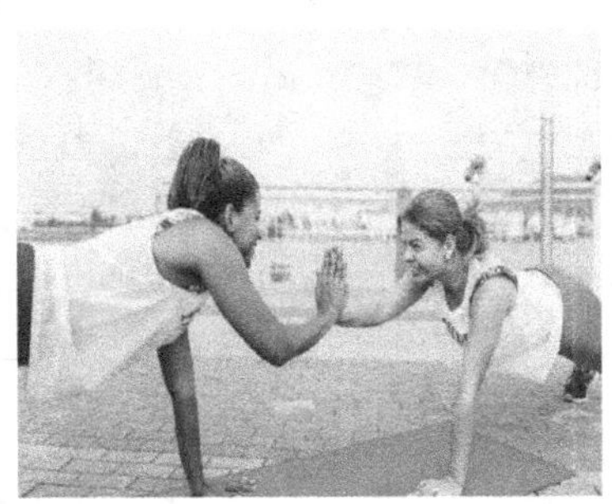

El aumento de la presión arterial durante el ejercicio es una respuesta fisiológica normal. Recuperará gradualmente los niveles normales de presión arterial cuando descanse. Incluso si no cree que tenga hipertensión, siempre es una buena idea hacer ejercicio con regularidad. Antes, durante y después de cualquier rutina programada, puedes controlar tu presión arterial si es necesario. Si un pico alto supera rápidamente los 180/120 mm Hg, puede ser necesario extremar las precauciones.

La ausencia de ejercicio aumenta el riesgo de desarrollar una serie de problemas de salud. Si no hace ejercicio, sus posibilidades de tener presión arterial alta (y eventualmente hipertensión) pueden aumentar entre un 30 y un 50%. Muchas personas corren el riesgo de desarrollar trastornos de salud crónicos que pueden volverse más difíciles de manejar a medida que envejecen, dada la naturaleza sedentaria de muchos trabajos de oficina y su "falta de tiempo" para la actividad física.

☑ **Alcohol**

Sólo se necesitan tres bebidas alcohólicas para elevar momentáneamente la presión arterial. Por otro lado, beber en exceso (consumir de tres a cuatro tragos o

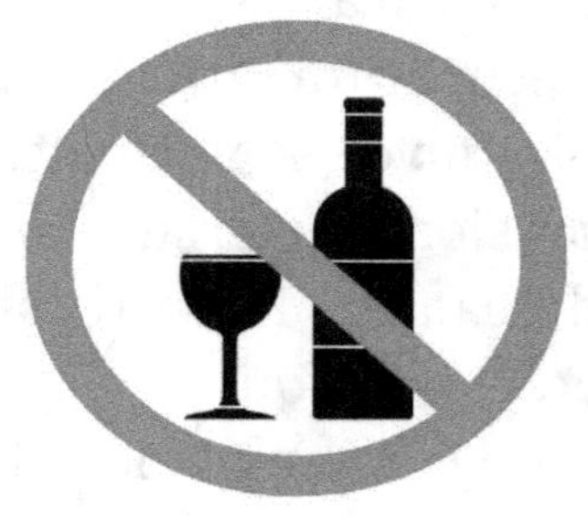

más "en dos horas") podría provocar elevaciones duraderas de la presión arterial.

Si bien todavía se recomienda dejar el alcohol por completo, beber con moderación está bien. Aunque se cree que algunos alcoholes, especialmente el vino, tienen algunos beneficios para la salud cuando se usan con moderación, esto puede no deberse al vino en sí, sino a otros aspectos del estilo de vida.

☑ **Dolor**

Su presión arterial puede aumentar cuando se lesiona.

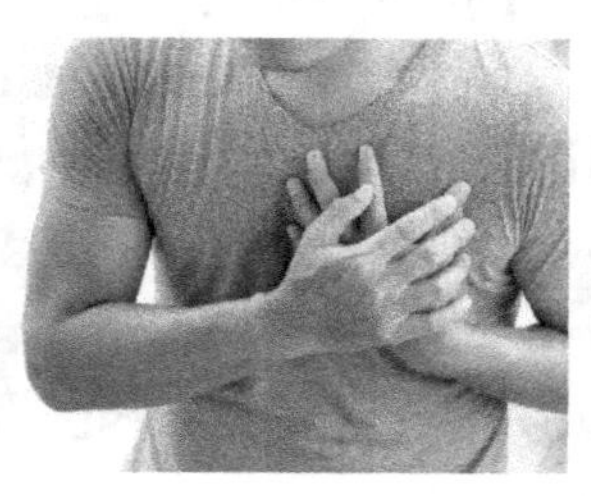

Su cuerpo libera hormonas en respuesta al dolor, lo que eleva la presión arterial. Después de que pase el primer shock, su presión arterial debería estabilizarse. En ocasiones, el dolor agudo puede durar mucho tiempo, tiempo durante el cual la presión arterial aumentará hasta que el dolor comience a disminuir.

☑ Deshidratación

Al menos el 60% de lo que constituye nuestro cuerpo es agua.

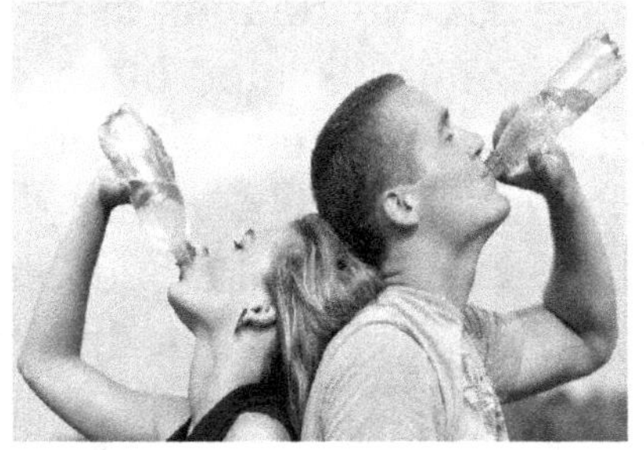

Desempeña un papel crucial en todos nuestros procesos biológicos, desde la eliminación de desechos hasta el control de la temperatura corporal. La vasopresina es una sustancia que el cuerpo libera cuando estás deshidratado. Para evitar una mayor pérdida de agua, le indicará al riñón que retenga agua. Además, estrecha los vasos sanguíneos, lo que eleva los niveles de presión arterial.

Prevención de picos de presión arterial

Si goza de buena salud, es posible que ni siquiera sepa que su presión arterial puede haber aumentado a niveles anormales. Debido a que los síntomas generalmente no se presentan, la única forma de saberlo es si realiza lecturas periódicas de vez en cuando. Si experimenta algún síntoma, como dolores de cabeza, latidos cardíacos irregulares o dificultad para respirar (por nombrar algunos), hable con un médico de inmediato.

Si usted o su ser querido están controlando la presión arterial debido a complicaciones de salud o por otros motivos, asegúrese de confirmar adecuadamente las lecturas cuando se produzca un pico. A veces, podría ser la ansiedad por tomar lecturas lo que podría haber causado el pico. Otras veces, podría deberse a que se estaba moviendo antes de realizar la lectura. Asegúrese de estar relajado y cómodo, con el monitor configurado correctamente, antes de comenzar a tomar lecturas.

Tome nota de cualquier posible desencadenante que pueda haber causado el pico. ¿Estabas haciendo ejercicio justo antes de que sucediera? ¿Estuvo muy por encima de las lecturas normales en un lapso de tiempo muy corto? ¿O estabas tomando tu copa de vino semanal? Si no está seguro de cuál podría ser el desencadenante, hable con su médico y brindale un resumen de lo que hizo antes del pico.

Si ha confirmado que efectivamente ha tenido un aumento de presión arterial, consulte a su médico para saber qué puede hacer a continuación. Es posible que deban realizar algunas pruebas para confirmar si se trata de presión arterial alta o algo más. Tenga a alguien en quien confíe para que le haga compañía si se siente ansioso.

En su mayor parte, las modificaciones en el estilo de vida y la dieta son la mejor opción para controlar la presión arterial en casa y mantenerla en niveles óptimos. Asegúrese de hacer ejercicio con regularidad (pero de no exagerar), tener una dieta equilibrada y evitar posibles desencadenantes que puedan provocar un pico inesperado. Si nunca antes ha tomado una lectura de presión arterial, asegúrese y esté preparado para aprender cómo hacerlo aquí mismo en este libro y tome lecturas periódicas.

¿Qué debemos hacer cuando tenemos o corremos riesgo de tener presión arterial alta? La presión arterial alta o hipertensión puede ser más común de lo que crees. Generalmente, el riesgo de padecer presión arterial alta aumenta con la edad. Según una investigación, en los Estados Unidos, 3 de cada 10 estadounidenses tienen presión arterial alta.

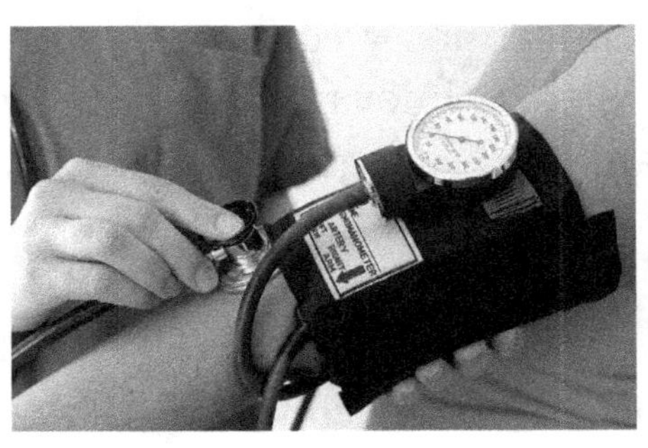

Como cuidadores, es importante que permanezcamos alerta y atentos a la presión arterial alta en nuestros seres queridos y en nosotros mismos. Si no se trata, la presión arterial alta puede tener consecuencias médicas graves.

Detener y(o) reducir el pico de presión arterial alta se puede lograr mediante dieta ejercicio y por ajustando **el estilo de vida** de vivir

A continuación se detallan algunos pasos que puede seguir para detener, disminuir o reducir el pico de presión arterial.

☑ **Dieta y ejercicio**

- **Reduce tu consumo de grasas:** Evite comer alimentos grasos y reemplace las grasas saturadas con grasas insaturadas en tu dieta tanto como sea posible.
- **Reduce tu consumo de colesterol:** Las fuentes comunes de colesterol incluyen las vísceras y los despojos (por ejemplo, hígado, sesos, riñones, intestinos y corazón), yema de huevo, calamares, huevas de pescado, mariscos, gambas, cangrejos y grasas animales.
- **Reduzca su consumo de alcohol:** No consumir más de 2 bebidas estándar al día. Algunos ejemplos de lo que constituye 1 bebida estándar son:
    - 2/3 lata pequeña de cerveza (220 ml)
    - 1 copa de vino (100 ml)

- 1 trago de alcohol (30ml)

- **Reduzca su consumo de sodio:** Comer demasiada sal puede provocar retención de líquidos en algunas personas, lo que provoca un fuerte aumento de la presión arterial. Limite su consumo de sal a entre 1500 mg y 2300 mg, o un poco más de media cucharadita de sal de mesa al día. La forma más sencilla de hacerlo es simplemente evitar añadir sal a la comida. En su lugar, considere usar hierbas y especias para darle sabor. Debes prestar atención a las etiquetas de los alimentos y elegir alternativas bajas en sodio a los alimentos procesados cuando sea posible, ya que tienden a contener mucho sodio.

- **Reduzca su consumo de azúcar y carbohidratos refinados:** Reducir la ingesta de azúcar y carbohidratos refinados le ayuda a perder peso y reducir la presión arterial. Una dieta baja en carbohidratos y azúcar también le ayuda a sentirse más lleno durante más tiempo, ya que consume más proteínas y grasas.

- **Consuma más fibra:** La fibra se encuentra en la avena, el salvado de avena, la cebada, las frutas, las verduras, las legumbres y los cereales integrales, y se sabe que es beneficiosa para reducir la presión arterial. Inclúyelo regularmente en tu dieta para ayudarte a controlar tu presión arterial.

- **Consuma más potasio:**El potasio reduce el efecto de la sal en el sistema cardiovascular y alivia la tensión en los vasos sanguíneos. Sin embargo, las dietas ricas en potasio pueden ser perjudiciales para las personas con enfermedad renal. Debe consultar a un médico antes de aumentar su consumo de potasio.

- **Come chocolate amargo o cacao:** Comer pequeñas cantidades de chocolate amargo puede ayudarte a reducir la presión arterial. El chocolate amargo y el cacao en polvo están llenos de flavonoides o compuestos vegetales que pueden dilatar los vasos sanguíneos. Para lograr el mayor impacto, utilice cacao en polvo no alcalinizado, que es especialmente rico en flavonoides y no tiene azúcar añadido.

- **Come bayas:** Las bayas son ricas en polifenoles, compuestos vegetales naturales que promueven la salud del corazón. Los polifenoles pueden ayudar a reducir el riesgo de accidente cerebrovascular, enfermedades cardíacas y mejorar la presión arterial.

- **Consuma alimentos ricos en magnesio:** El magnesio es un mineral esencial que ayuda a dilatar los vasos sanguíneos. Aunque la deficiencia de magnesio es poco común, muchos de nosotros todavía no obtenemos suficiente cantidad. Comer magnesio es una forma recomendada de prevenir la presión arterial alta. El magnesio también se incorpora fácilmente a su dieta simplemente comiendo verduras, legumbres, pollo, carne, productos lácteos y cereales integrales.

- **Hacer ejercicio regularmente:** El ejercicio regular fortalece su corazón con el tiempo. Esto permite que su corazón bombee sangre de manera más eficiente y reduce la presión en las arterias, lo que reduce la presión arterial. A continuación se ofrecen algunas ideas sobre ejercicios que son seguros incluso para las personas mayores.

- **Pierda peso si necesita:** Perder peso incluso entre 2 y 5 kg puede ayudar a reducir directamente la presión arterial. También puede ayudar a reducir el riesgo de otras afecciones médicas.

☑ Ajustes de estilo de vida

Además de revisar su dieta y hacer ejercicio, es posible que también desee considerar hacer estos ajustes en su estilo de vida para reducir su presión arterial:

- **No fumes:** Fumar mucho puede aumentar la presión arterial durante períodos prolongados. Como se mencionó anteriormente, fumar también aumenta el riesgo de enfrentar complicaciones graves, como ataques cardíacos y accidentes cerebrovasculares. Evite fumar tanto como sea posible; incluso el humo de segunda mano puede aumentar el riesgo de sufrir hipertensión y enfermedades cardíacas.

- **Relajarse:** Puede parecer una obviedad, pero el estrés es, por supuesto, una de las causas directas más comunes de presión arterial alta. El estrés prolongado puede hacer que la presión arterial permanece alta durante un largo período de tiempo. Debe intentar identificar las fuentes de estrés en su vida y trabajar para abordarlas. Algunas formas saludables de aliviar el estrés incluyen la meditación y el yoga.

- **Dormir bien:** Su presión arterial suele experimentar una caída cuando duerme. La falta de sueño puede ser un factor de riesgo que contribuye a la presión arterial alta, especialmente en las personas de mediana edad. Siempre debes intentar seguir un horario de sueño regular y cultivar hábitos de sueño saludables, como relajarte por la noche y evitar tomar demasiadas siestas durante el día.

- **Meditación o respiración profunda:** Si bien la meditación y la respiración profunda son técnicas obvias para reducir el estrés, vale la pena destacarlas por ser acciones directas que puedes tomar para reducir inmediatamente tu presión arterial. Ambas acciones pueden activar el sistema nervioso parasimpático que ayuda a regular la relajación del cuerpo.

- **Toma suplementos:** Hay algunos suplementos que se ha descubierto que ayudan a reducir la presión arterial. Considere tomar extracto de ajo añejo, berberina, proteína de suero, aceite de pescado o hibisco, todos los cuales son suplementos con respaldo científico por su capacidad para reducir la presión arterial.

- **Tome medicamentos recetados:** Si su presión arterial permanece alta incluso después de realizar cambios en su estilo de vida, es posible que desee considerar tomar medicamentos recetados para ayudar a controlar su presión arterial. Consulte a un médico para obtener recomendaciones sobre los tipos y combinaciones de medicamentos recetados que son adecuados para su afección médica específica. Puede llevar algún tiempo encontrar la combinación adecuada, pero ayudará a evitar complicaciones y mejorar el resultado a largo plazo.

- **Controle su presión arterial y consulte a su médico periódicamente:**Controlar su presión arterial con regularidad en casa le ayuda a realizar un seguimiento de sus lecturas y le ayuda a ser más consciente de su estilo de vida. También le permitirá determinar si los cambios en el estilo de vida que está realizando tienen un impacto en su presión arterial y le alertará sobre posibles complicaciones. También son importantes las consultas periódicas y oportunas con su médico. Ellos podrán aconsejarle sobre la frecuencia con la que debe controlar su presión arterial, según su situación médica específica, especialmente si ha cambiado de plan de tratamiento o de medicamentos.

- **Obtener apoyo:** Por último, pero no menos importante, debes recordar que no tienes que controlar tu presión arterial solo. Tener amigos y familiares que lo apoyen puede ayudar a mejorar su salud. Pueden brindarle apoyo emocional, como alentarlo a seguir su dieta, hacerle compañía en las visitas al médico o incluso emprender un programa de ejercicios junto con usted. Más allá de amigos y familiares, también podrías considerar unirte a grupos de apoyo para personas que controlan la presión arterial alta y encontrar solidaridad y apoyo de otras personas que puedan sentir empatía contigo.

Controlar la presión arterial alta no es una tarea fácil para nadie y es natural sentirse abrumado y frustrado cuando hace ajustes en su estilo de vida pero apenas ve resultados. Sin embargo, debe tener en cuenta que los cambios en el estilo de vida a veces pueden tardar un tiempo antes de que se observen cambios significativos. Sea paciente, constante y perseverante en hacerse cargo de su salud. Lo más importante es que recuerde siempre ser amable consigo mismo.

Sección 3

Comprensión de la lectura de la presión arterial: guía de medición y consejos

Conozca el significado de la lectura de su presión arterial, consejos sobre cómo medirla en casa y cómo mantenerla bajo control.

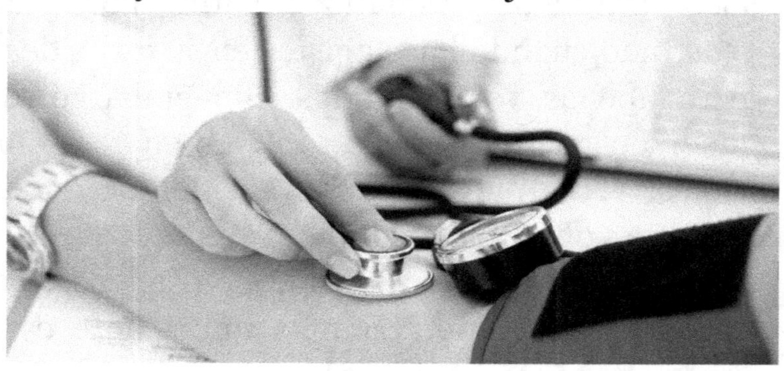

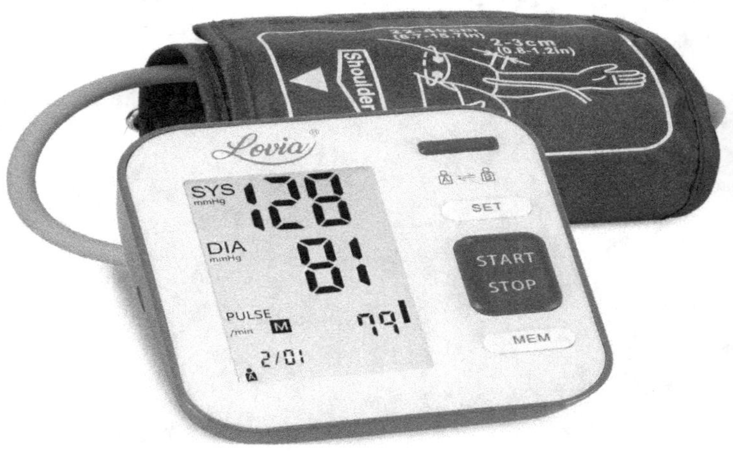

Una sinopsis de las mediciones de la presión arterial

Esta breve introducción le ayudará a ponerse al día si no lo sabe.de la importancia de la lectura de su presión arterial.

Mida su presión arterial: 120/80 mmHg es el rango habitual. La primera cifra es su presión arterial sistólica, que indica la fuerza en los vasos sanguíneos con cada latido del corazón. Su presión arterial diastólica (la cantidad en sus arterias durante el reposo de un latido) se indica en la segunda cifra.

El mercurio fue un componente de los primeros manómetros precisos fabricados hace mucho tiempo, por lo que las lecturas se dan en mmHg.

Categorías de presión arterial

La presión arterial normal, como se indicó anteriormente, es inferior a 120/80 mmHg. Cualquier ajuste significativo en esta cita, lectura o cantidad puede indicar hipertensión, lo contrario de la hipertensión (presión arterial baja) o incluso hipotensión. Es fundamental que se mida la presión arterial con regularidad. Cada tres a seis meses, según algunos médicos, es un buen momento para controlar su presión arterial; Si es más alto de lo habitual, intente revisarlo todos los meses.

Eche un vistazo a esta tabla, derivada de la American Heart Association:

BLOOD PRESSURE CATEGORY	SYSTOLIC mm Hg (upper number)	and/or	DIASTOLIC mm Hg (lower number)
NORMAL	LESS THAN 120	and	LESS THAN 80
ELEVATED	120 – 129	and	LESS THAN 80
HIGH BLOOD PRESSURE (HYPERTENSION) STAGE 1	130 – 139	or	80 – 89
HIGH BLOOD PRESSURE (HYPERTENSION) STAGE 2	140 OR HIGHER	or	90 OR HIGHER
HYPERTENSIVE CRISIS (consult your doctor immediately)	HIGHER THAN 180	and/or	HIGHER THAN 120

Una mayor probabilidad de desarrollar hipertensión se asocia con una presión arterial elevada, un estado intermedio. Este es el momento de ajustar su estilo de vida o buscar consejo médico para reducir su presión arterial y reducir significativamente sus posibilidades de padecer hipertensión.

Es posible que se esté acercando cada vez más a la hipertensión con la hipertensión en etapa 1. Aunque la hipertensión en etapa 1 es el término utilizado para describirla, el diagnóstico real de hipertensión se realiza utilizando los valores promedio de presión arterial durante un período de tiempo determinado. Cuando las mediciones de presión arterial son superiores a 140/90 mmHg, se considera que uno tiene hipertensión en etapa 2. Su médico podría recomendarle tomar medicamentos para la presión arterial para mantener niveles saludables porque existe un riesgo significativamente mayor de enfermedades relacionadas con el corazón. Esto funcionará en conjunto con modificaciones en el estilo de vida para mantener niveles normales (o dentro de control) de presión arterial.

Una medición incluso superior a 140/90 mmHg se denomina como una crisis hipertensiva, aunque la hipertensión ya es una enfermedad peligrosa. Obtener atención médica de inmediato es fundamental si usted o un ser querido también presenta síntomas como dolor en el pecho, dificultad para respirar, entumecimiento, desorientación o dolores de cabeza insoportables.

Monitoreo en casa

Gracias a los avances tecnológicos, ahora puedes pensar en conseguir un aparato para medir la presión arterial y utilizarlo en casa.

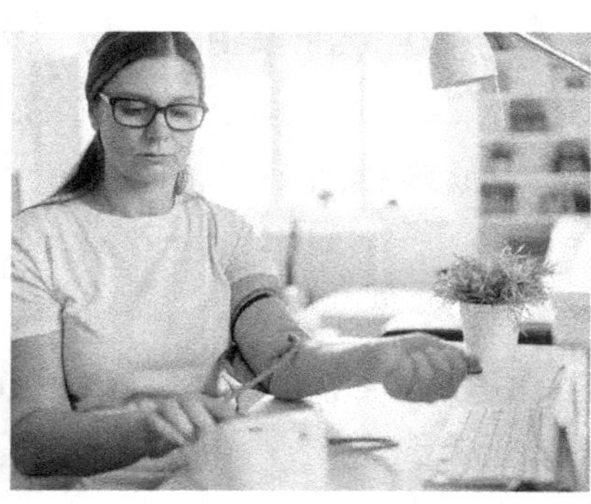

Pero antes de tomar su teléfono y comenzar a buscar uno en línea, hay algunas cosas en las que debe pensar.

➢ Obtenga un dispositivo clínicamente certificado que sea fácil de usar.

➢ Alternativamente, obtenga la recomendación de un médico sobre cuál es el dispositivo ideal.

➢ Considere las características del dispositivo, como el tamaño, la pantalla y el costo total.

➢ Compre uno en una farmacia o tienda médica, ya que podrá ver el producto en mano y recibir consejos o sugerencias del personal.

➢ Antes de usarlo, pídele a un médico que verifique la exactitud de sus lecturas y te ayude con otros aspectos que quizás necesites conocer.

Se recomienda que obtenga un monitor de presión arterial de lectura digital que esté automatizado.

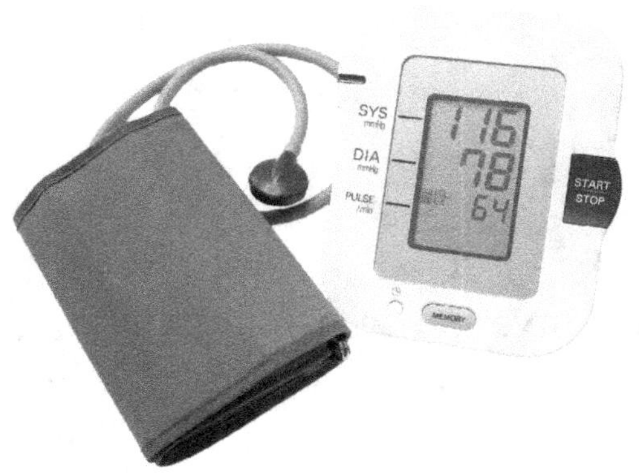

Con el mínimo trabajo, un monitor automático garantiza una

lectura precisa y agiliza el proceso de medición. Además, con el monitor se incluirá un brazalete que rodea el brazo; Es importante que se asegure de que el manguito se ajuste correctamente alrededor de su brazo para evitar recibir una medición incorrecta de la presión arterial.

Si bien los monitores de muñeca también son una opción, a menudo se recomiendan los monitores con brazalete para mejorar la precisión de la lectura. Descubra lo que recomienda su médico.

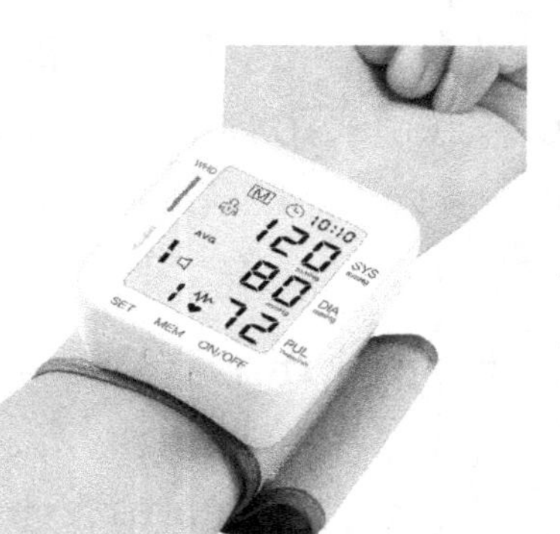

Como alternativa, puede visitar validarBP.org para encontrar monitores de presión arterial que hayan sido validados y cumplan con los estándares establecidos por la Asociación Médica Estadounidense.

Además de ser conveniente, tomarse la presión arterial de forma rutinaria en casa le brinda a su proveedor de atención médica una imagen completa de sus lecturas diarias y las formas en que su estilo de vida en general influye en ellas.

Una justificación adicional para tomar la presión arterial en casa es el "efecto bata blanca". Este efecto indica que tomarse la presión arterial en una clínica u hospital bajo estrés podría en realidad aumentarla, lo que puede resultar en una lectura incorrecta. Un examen médico puede provocarle un poco de ansiedad, lo que podría provocar, sin querer, un aumento breve de la presión arterial.

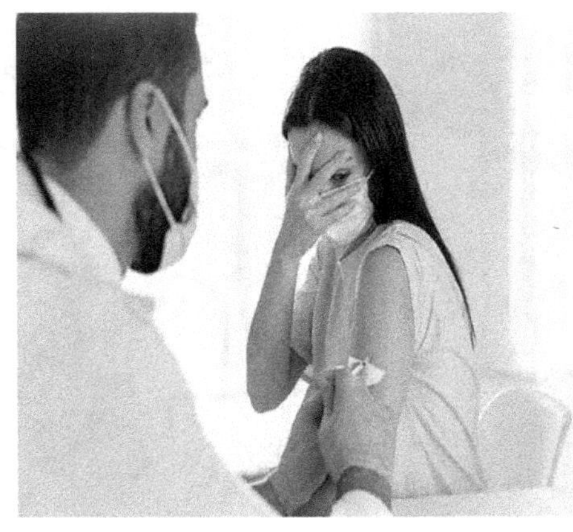

Este impacto también se puede observar en otros contextos, particularmente durante períodos estresantes.

Obtener control sobre tu vida vigilando las cosas en casa. También experimentará una sensación de placer y éxito al mantener su salud al ver los resultados claros de sus lecturas y los métodos con los que controla su presión arterial. Para mejorar aún más su salud general, es posible que incluso se sienta más motivado.

Presión arterial baja

Lo opuesto a la hipertensión es la presión arterial baja o hipotensión, que ocurre cuando la presión arterial está por debajo del rango habitual.

Comúnmente se entiende que esto significa 90/60 mmHg. Al igual que la hipertensión, la hipotensión puede indicar un problema médico subyacente.

Cualquiera de los siguientes síntomas podría indicar hipotensión:

➤ Mareo.

➤ Visión borrosa.

➤ Náuseas, fatiga.

➤ Incapaz de concentrarse.

➤ Desmayos.

A continuación se presentan algunas causas adicionales de presión arterial baja.

➤ Deshidratación

- ➤ Problemas cardíacos subyacentes (es decir, frecuencia cardíaca irregular)
- ➤ Una disminución en el volumen de sangre (es decir, por pérdida de sangre)
- ➤ Efectos secundarios de la medicación
- ➤ El embarazo
- ➤ Estrés emocional significativo

Para asegurarse de que la precisión sea correcta, vuelva a verificar sus lecturas y tome otra lectura. Una lectura más baja por sí sola no debería generar ninguna señal de alerta. Pero si sus lecturas habitualmente están por debajo del rango de 90/60 mmHg y presenta algún síntoma de hipotensión, programe un chequeo con su médico de inmediato. Informe a su médico si toma algún medicamento que se sabe que reduce la presión arterial; Preferiblemente, debe informarles sobre esta información desde el principio.

Lo que se debe y no se debe hacer al monitorear

Antes, durante y después de tomarse la presión arterial, tenga en cuenta los siguientes puntos.

➤ Tómese la presión arterial 30 minutos antes de realizar cualquier actividad física extenuante, consumir alcohol, fumar o tomar medicamentos recetados. Cada uno de ellos aumentará su presión arterial y producirá resultados poco confiables.

➤ Antes de comenzar, asegúrese de que su vejiga esté vacía.

➤ Para obtener lecturas confiables, intente tomar su presión arterial a la misma hora todos los días.

➤ En lugar de ponerse el brazalete sobre la ropa, colóquelo sobre el brazo desnudo.

➤ Mantenga los pies apoyados en el suelo, siéntese derecho y apoye el brazo a la altura del corazón. Su espalda también debe tener el apoyo adecuado.

➤ Dale algo de tiempo a la medida para que se procese. Antes de tomar la medición, programe un período de relajación de cinco minutos.

➢ Mientras toma la medida, quédese quieto y no se mueva. Inhale y exhale lentamente de forma regular.

➢ Después de un descanso de uno a tres minutos, realice otra lectura.

➢ Registre las lecturas en un diario, asegurándose de incluir la hora en que tomó las lecturas.

➢ Cuando visite a su médico, lleve consigo su diario y asegúrese de que su monitor de presión arterial esté tomando su presión arterial con precisión comprobando su precisión de forma regular.

Manejo de la presión arterial

Si quieres ayudar a controlar tu presión arterial o la presión arterial de un ser querido, debes modificar tu estilo de vida. La presión arterial se puede mantener en niveles normales mediante ejercicio regular, una dieta equilibrada, dejar de fumar y consumir menos alcohol. Estas medidas le ayudarán a vivir una vida sana y sin preocupaciones.

Consulte a su médico para obtener orientación detallada si usted o un ser querido tiene dificultades para controlar su presión arterial o si cree que necesita ayuda para controlar las actividades diarias. Si busca consejo y ayuda de personas que padecen una enfermedad similar, unirse a un grupo de apoyo puede ser una gran idea, ya que fomenta la amistad y el apoyo mutuo.

9 798887 783718